AF401031

# OBSERVATIONS CHIRURGICALES

## SUR UNE JEUNE FILLE

### AGÉE DE DIX-HUIT ANS ET DEMI.

PARIS, IMPRIMERIE DE MAD. JEUNEHOMME-CRÉMIÈRE,
rue des Noyers, n.º 46.

*Maladies de la Peau.*

---

# OBSERVATIONS CHIRURGICALES

SUR UNE JEUNE FILLE

AGÉE DE DIX-HUIT ANS ET DEMI.

Qui portait sur le tronc huit Loupes, qui ont été dessinées d'après nature, par M. Petit, libraire et professeur de dessin, à Morlaix, et dont la plus volumineuse pesait quarante-six livres ;

OPÉRÉE ET GUÉRIE EN 1819,

PAR M. DAGORN,

Docteur en médecine à Morlaix, ex-chirurgien de la marine à Brest.

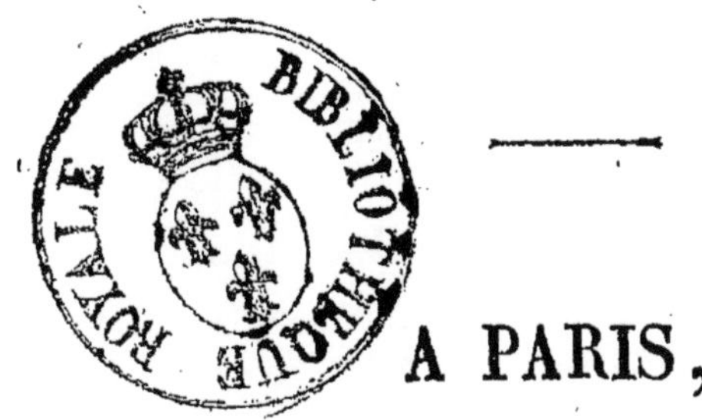

A PARIS,

CHEZ MADAME SEIGNOT, LIBRAIRE, QUAI SAINT-MICHEL.

1822.

# AVERTISSEMENT.

La jeune fille qui est le sujet de cette observation, fut présentée, dans le mois de décembre 1819, au comité de santé de la marine, au port de Brest, qui la vit parfaitement guérie de l'ablation de la masse n° 8. Ce mémoire fut envoyé, dans le mois de mai 1820, à S. Exc. le Ministre de de l'Intérieur, par la voie de M. le Préfet du département du Finistère.

Depuis cette époque, ce fait a été vu à Morlaix même, par M. Kératry et le docteur Laennec; le rapport a été lu et communiqué à Paris, à l'académie royale de médecine ( section de chirurgie), dans la séance du 18 avril 1822 ; à la société médicale d'émulation, le 17; à l'école du professeur Broussais, le 8 mai; à la société du cercle médical, le 10; et à plusieurs médecins et chirurgiens célèbres de la capitale, etc.

# A

## MONSIEUR RIBES,

*Chevalier de la légion d'honneur, chirurgien par quartier de la maison du Roi, membre titulaire de l'Académie royale de médecine, et de plusieurs sociétés savantes.*

## HOMMAGE

D'estime, d'amitié et d'une sincère reconnaissance, au professeur d'anatomie, de physiologie et de pathologie, sous les auspices duquel j'acquis, pendant plusieurs années, les connaissances fondamentales de l'art de guérir, sans lesquelles il ne peut exister de médecins physiologistes capables d'exécuter les grandes opérations de la chirurgie.

A. DAGORN.

# A

## LA FAMILLE GUIDON,

### de Morlaix.

Je vous dois une épouse. . . . . . . . .
. . . . . . . . . . . . . . . . .
et des bienfaits qui ne sortiront jamais de ma mémoire. Puissé-je vivre assez pour vous donner de
nombreux témoignages de ma gratitude.

A. DAGORN.

# OBSERVATIONS CHIRURGICALES

## SUR UNE JEUNE FILLE

### AGÉE DE DIX-HUIT ANS ET DEMI.

Qui portait sur le tronc huit Loupes, dont la plus volumineuse, pesant quarante-six livres, fut excisée le 20 juillet 1819, par M. A. Dagorn, ex-chirurgien de la marine au port de Brest, docteur en médecine. Cette jeune infortunée est représentée par cinq dessins faits d'après nature, avant et après l'opération, et qui sont placés à la fin de ce mémoire.

———

Le cinq juillet 1819, monsieur et madame Kerdaniel, négocians à Morlaix, recommandèrent à mon attention Émilie Sève, âgée de dix-huit ans et demi. « Cette malheureuse, « me dirent-ils, éprouve une affliction ex- « traordinaire : elle porte, au côté gauche, « une loupe immense, qui descend très-bas et « qui soulève ses juppons à une distance con- « sidérable de son corps ; et de telle manière,

« qu'on croirait qu'elle cache un panier. Les
« préposés aux droits réunis ont souvent cru
« qu'elle fraudait, et dans un lieu de dé-
« votion (1) une religieuse commit à son
« égard une méprise analogue.

« Plusieurs médecins lui ont donné des
« soins : un médecin étranger à l'arrondisse-
« ment la vue; on a essayé de la guérir, mais
« tous les moyens ayant échoué, elle est
« maintenant abandonnée et a repris ses tra-
« vaux journaliers, jusqu'à ce qu'elle ne puisse
« plus se transporter d'un lieu à un autre. »

La curiosité, l'amour de mon art, le désir
d'être utile, me conduisirent ce jour même
chez cette infortunée, dont les parens m'ac-
cordèrent la permission d'observer et d'étu-
dier son état, afin de leur dire mon avis et
leur offrir mes services, si j'entrevoyais la
possibilité de la débarasser de ce fardeau insupportable. En effet, le lendemain six juillet,
je me rendis à leur demeure où je recueillis
les faits suivants :

1º Je trouvai Émilie Sève au lit, couchée

---

(1) Dans la chapelle de l'hôpital civil de Morlaix.

horizontalement.- Agée de dix-huit ans et demi, cette jeune fille est née à Morlaix, département du Finistère, d'une mère saine, qui mourut à l'âge de quarante-quatre ans, et d'un père grand, robuste, bien portant, qui, avant son mariage et depuis, n'avait rien ressenti d'un petit ulcère syphilitique qu'il avait eu dans son jeune âge. Émilie Sève a deux sœurs qui sont bien portantes, l'une est son aînée, l'autre sa cadette.

2° Inoculée à l'âge de trois ans, elle eut une belle petite vérole, devint nubile au temps ordinaire, sans difficulté et sans altération de sa santé générale, qui n'a jamais été troublée : jamais aussi elle n'eut aucune maladie des glandes, ni n'éprouva le plus léger symptôme syphilitique.

3° La plus volumineuse des tumeurs cutanées qui couvrent la presque totalité de son corps, s'est développée il y a neuf ans; les sept autres parurent successivement et depuis la naissance de la première, qui eut lieu en 1810 jusqu'en 1817 inclusivement. Émilie Sève reçut à différentes époques, très-éloignées les unes des autres, les secours de plusieurs médecins.

4° Le premier, en 1810, ordonna les bains

aromatiques et l'application d'un bandage serré sur la loupe no 8 ( elle avait la grosseur du poing), et assura que cela ne serait rien.

· 5o Le second, en 1812, prescrivit l'usage journalier de trois demi-tasses de vin blanc et des bains de mer tous les jours qu'il ferait beau temps.

6o. Le troisième, en 1815, conseilla de prendre trois verres d'eau de mer tous les jours, et soupçonna la présence du virus vénérien.

7o Le quatrième enfin, en 1817, attaqua sur-le-champ la plus grande des tumeurs, no 8., appliqua sur son pédicule, qui était fixé au-dessus de la hanche gauche, une ligature de ruban de fil, large de trois travers de doigts, qu'il serra beaucoup et recommanda de la serrer tous les jours un peu plus. Cette ligature demeura huit jours, occasionna une excoriation profonde, douloureuse, insupportable, obligea de renoncer à ce moyen, qui, dès qu'il fût abandonné, fut suivi, huit jours après de la guérison de la plaie que la ligature avait produite.

Tôt après il mit la malade à l'usage de la tisanne de fumeterre et de gayac : deux, trois, quatre pilules de Vaume, dans le premier verre

qu'elle prenait le matin à jeun, la fit friction-
ner tous les jours avec deux paquets d'onguent mercuriel double ( de deux gros chaque ), pendant quinze jours ; il y eut une
salivation énorme pendant huit ou dix, la
bouche fut très-malade et ces accidens ne
cessèrent qu'en abandonnant les frictions.

Ensuite il fit appliquer, pendant cinq ou
six jours, contre les pieds et la tumeur n° 8
(planche première, figures 1, 2 et 3), des bou-
teilles de grès remplies d'eau bouillante, dont
le contact occasionna sur cette dernière une
brûlure large comme un écu de six livres,
qui guérit aussi très-facilement.

Enfin, ayant renoncé à tous ces moyens,
il proposa d'opérer la tumeur n° 8, consulta
deux de ses confrères qui virent la malade,
renonça tout-à-coup à l'opération qu'il avait
annoncée, parce que, disait-il, ses deux col-
lègues et lui-même la jugeaient grave, dan-
gereuse, impraticable, et il se maintint dans
cette seconde résolution, quoiqu'un médecin
instruit, consulté par hasard, eût déclaré,
devant la malade et ses parens, qu'elle était
opérable.

Rien ne le fit changer de vue ni de sentiment. Au contraire, quelques jours après la

visite de l'homme instruit, pour donner du crédit à sa manière de voir, il dit à la famille que le médecin étranger pensait comme lui, et déclara, en un mot, qu'Émilie Seve était incurable, et que n'importe où elle irait, il n'y avait point de guérison pour son état. (1).

En conséquence, cette famille malheureuse renonça au projet d'aller à Brest réclamer l'assistance et les secours du médecin qui avait conseillé d'opérer leur fille. Celle-ci, trompée dans l'espoir d'une guérison qui l'avait flattée long-temps, prit la résolution de supporter son affliction monstrueuse avec calme, courage et résignation, jusqu'à ce que le hasard lui présentât une main secourable, ou que la nature terminât ses douleurs morales par une mort prématurée, à laquelle elle se préparait chaque jour.

Telle est l'histoire que j'ai recueillie sur la série des moyens qui avaient été employés

(1) La vérité et la justice me font un devoir de dire que j'ai su depuis que ce médecin fut intimidé par les conseils vagues, incertains et peu éclairés de celui qu'il consulta à la muette.

successivement par plusieurs médecins, depuis 1810 jusqu'à 1817 inclusivement. Tel est aussi l'état physique, moral et médical dans lequel je trouvai Émilie Sève, le six juillet 1819, qui depuis dix-huit mois était abandonnée du quatrième médecin dont elle avait reçu les soins et l'assistance pendant les six premiers mois de 1817.

8º Maintenant je vais procéder à l'examen des différentes tumeurs qui couvrent la presque totalité du tronc de cette jeune personne, que j'ai fait dessiner d'après nature (1), graver, sculpter et modeler, afin de vous présenter, Messieurs, l'image exacte de cette monstruosité pathologique, que la plus scrupuleuse

---

(1) Je voudrais pouvoir exprimer ici toute la reconnaissance que je dois à M. Petit, libraire, peintre et professeur de dessin à Morlaix, et à M. Belfond, amateur des beaux arts. Il serait difficile de trouver réunis plus d'amabilité et de talens agréables et utiles. Sans leurs crayons, j'aurais été privé de l'avantage bien précieux de recueillir et de conserver l'image de cette loupeuse vraiment extraordinaire, image qui, mieux que toutes les descriptions orales et écrites, montre jusqu'à quel point la nature a maltraité cette infortunée.

description ne peindrait qu'imparfaitement.

9º Je vais dire quel était l'état de sa santé physique et morale au moment où j'observai, pour la première fois, son état pathologique ; déduire de ces connaissances les raisons qui ont dû me déterminer à pratiquer l'opération, d'après le sentiment des auteurs anciens et modernes, que j'ai eū soin de consulter sur cet objet important ; décrire le procédé opératoire ; donner le résultat de l'autopsie cadavérique de la masse enlevée ; faire connaître le traitement que subit Émilie Sève ; enfin, tirer de ce cas extraordinaire de médecine opératoire et des circonstances qui l'ont précédé, accompagné et suivi, les conséquences pratique que je crois utiles à l'humanité, au progrès et à l'honneur de l'art de guérir.

§. Iᵉʳ *Description des tumeurs.*

Cette jeune personne, qui est représentée par les figures nᵒˢ 1, 2, 3, première planche, qui sont placées à la fin de ce mémoire, avait, avant l'opération, quatre pieds cinq pouces trois lignes de hauteur ; pesait cent soixante-sept livres. La totalité du tronc, lorsqu'elle était de bout, était considérablement inclinée à droite : l'habitude générale du corps, maigre, sèche, le faciès agréable.

La face postérieure du tronc, en procédant de haut en bas et de droite à gauche, présente deux tumeurs désignées par les nos 1 et 2, des première et seconde figures ( première planche ), situées à la partie inférieure de la région cervicale. Elles prennent naissance au-dessus de l'épaule droite ; se dirigent obliquement à gauche et en bas, longues de huit pouces deux lignes, larges de trois pouces, épaises d'un pouce, inégales, parsemées de petites taches blanchâtres, molles, insensibles ; formées par la peau, le tissu cellulaire sous-cutané, et partagées l'une de l'autre par une rainure qui donne l'idée qu'il y a deux loupes.

Une troisième, très-petite, ronde, molle, placée au bord postérieur du bras droit, tout près du creux de l'aisselle ( Elle a le no 3, des figures de la première planche ). Elle est formée par un prolongement cutané qui, de ce bras, se rend à la tumeur no 4 ( figures 1, 2 et 3, planche première ).

La quatrième naît de la partie postérieure

2

du tronc , au-dessous de l'angle inférieur de l'omoplate, où les côtes forment une saillie considérable , résulta naturel de la courbure extraordinaire de la colonne vertébrale de droite à gauche, descend obliquement en dehors, en devant; longue d'un pied trois pouces, large de six pouces, molle, affaissée et semblable à une grande vessie qui contiendrait une petite quantité d'eau à sa partie la plus déclive. ( *Voyez* le n⁰ 4 des figures 1 , 2 et 3, première planche. )

La cinquième est au-dessous de la précédente, longue de six pouces, large de cinq , inégale, parsemée de rugosités cutanées, plus prononcées que sur les autres. (*Voyez* le n⁰ 5, figures 1 et 2 , planche première. )

La sixième est plus grosse que la tête d'un homme, située à la face externe de l'os des hanches , au-dessous de la crête de l'os des îles : son insertion, sa racine, où son pédicule a un pied huit pouces de circonférence, et est entourée de globules cutanés , isolés les uns des autres , semblables à des grains de raisin : elle est pendante, et son poids approximatif est de cinq à six livres. Il est à remarquer que la fesse droite qui est au-dessous de cette masse est plus petite que la gauche.

La septième est très-petite, molle, inégale et placée au-dessous de la hanche droite et au-dessus du grand trochanter du même côté : on dirait qu'il y a de l'air cumulé dans les cellules du tissu cellulaire.

La huitième, enfin, prend naissance à l'hypochondre gauche, au niveau du bord inférieur de la dernière côte. Dans cet endroit, lorsque la malade était couchée et cette tumeur placée horizontalement à côté d'elle, elle présentait vingt-trois pouces de circonférence, et lorsque cette masse était pendante ( comme on la voit figures 1, 2 et 3, n° 8, première planche ), son pédicule était applati, formé par l'allongement forcé des tégumens, des régions dorsales, rainales, et abdominales ; sa partie antérieure formait un pli très-mince, qui cachait le nombril, et la partie postérieure avait deux pouces d'épaisseur.

De l'hypochondre gauche, où cette tumeur avait les dimentions que je viens d'indiquer, elle descendait jusqu'au niveau du milieu du mollet, avait deux pieds de longueur, trois pieds un pouce de tour à sa base. Sa face

externe commençait à la région rainale, descendait, obliquement en devant, et se contournait en dedans et en arrière ( comme le
montre la figure 1, n.º 8, première planche).

L'interne répondait à la face externe de la
cuisse et devenait bientôt postérieure. Le
bord antérieur était formé par un pli de la
peau qui commençait au-dessus du nombril
qui le cachait entièrement. Le postérieur
venait de la région rainale, se contournait et
devenait externe. Le sommet était au-dessus
de la partie moyenne de la crête illiaque
gauche, et se continuait avec les tégumens de
l'abdomen des régions rainales et dorsales
du même côté.

La base de cette masse était légèrement
inégale, lisse, large et plus colorée que partout ailleurs.

La colonne vertébrale est très-courbée de
droite à gauche ; les membres supérieurs sont
longs, frêles, ayant les articulations d'une
souplesse extrême, le membre inférieur gauche légèrement engorgé, le fémur courbé
en dedans ; la totalité de cette extrémité est
plus grosse que celle du côté droit qui est
plus sèche.

## §. II. *État physiologique.*

Heureusement et sainement née, Émilie Sève devint pubère à l'époque ordinaire. D'un tempéramment nerveux, toutes les fonctions de la vie intérieure et extérieure s'exerçaient parfaitement : la menstruation était bien ordonnée, l'appétit et le sommeil bons, l'âme calme, la station pénible et fatigante, la progression difficile et vacillante, et ne pouvant avoir lieu sans une clandication considérable de gauche à droite, causée par le poids énorme qui était suspendu au-dessus de la hanche gauche, ce qui obligeait le tronc de se pencher beaucoup à droite, ainsi que le bras du même côté, qui s'entendait pour faire le balancier, ou contre-poids.

## §. III. *Caractères pathologiques des tumeurs.*

Les huit tumeurs, loupes stéatomateuses qui sont implantées sur les divers points du tronc de cette jeune personne, et dont la position, la forme, les dimensions, la pesanleur exacte ou approximative, ainsi que le rapport de voisinage ou de contact, soit entr'elles, soit avec les différentes parties du corps, ont été décrits anatomiquement au premier paragraphe ci-dessus : ces tumeurs, dis-je, présentent les caractères pathologiques suivans :

Toutes sont d'une forme et d'un volume variables, circonscrites, molles, insensibles au toucher, inégales, mobiles, indolentes, ayant une chaleur et une couleur ordinaires à la peau. Toutes ont un pedicule très-large, et celle qui porte le n° 6 de la première et de la deuxième figures, première planche, est entourée de tubercules ou végétations cutanées, nombreuses et de différentes formes.

La tumeur n° 8, première, deuxième et troisième figures de la première planche, qui est la plus volumineuse, était rosacée, inégale, dure, œdematiée à ses deux tiers inféreurs et parsemée de quelques petits points brunâtres, cancéreux. Implantée au côté gauche de l'abdomen, elle n'avait qu'un rapport d'union avec la face externe de cette cavité, par le moyen du tissu cellulaire et la peau, qui, dans cet endroit, sont d'une laxité et d'une extensibilité extrêmes. D'ailleurs, la malade couchée, et le pédicule de cette tumeur mis dans un état de relâchement, il était facile de sentir que les muscles abdominaux étaient dans une intégrité parfaite, soit qu'ils fussent relâchés ou contractés.

Depuis deux mois et demi, cette loupe avait augmenté du double de volume et de poids. Le toucher donnait l'idée qu'un fluide plus ou moins considérable était cumulé dans son épaisseur; la station et la progression devenaient de plus en plus pénibles et difficiles; la malade avait beaucoup maigri, quoique l'appétit et le sommeil fussent encore bons et l'âme complètement tranquille.

De tous les faits et observations énoncés dans les trois paragraphes précédens, j'inférai : 1º Que cette fille n'était infectée d'aucun virus ; 2º qu'elle n'avait qu'une maladie locale des tégumens et du tissu cellulaire, dont la cause fut l'application et le choc réitéré des corps contendans de différentes formes; 3º que l'opération était praticable, sans difficulté, sans danger en elle-même, avantageuse pour la malade, d'un succès presque assuré, puisque toutes les raison anatomiques, physiologiques, pathologiques et opératoires offraient une chance entière en sa faveur ; 4º qu'il était instant de lui donner les secours de la médecine opératoire, quoiqu'il fît alors une chaleur excessive, attendu qu'il y avait nécessité absolue ; 5º en un mot, qu'il n'y avait pas d'autre moyen d'arracher Émilie Sève à l'état déplorable dans lequel elle était, aussi-bien qu'à une mort certaine dont les signes précurseurs étaient déja manifestés.

Telles furent les conséquences que je tirai de la série de mes observations médicales; mais pour être bien sûr de ne commettre que le moins d'erreurs possibles; savoir si mes vues étaient exactes, vraies, conformes à la saine médecine pratique; fortifier ma résolution d'opérer, ou me commander de renoncer à tout acte opératoire, je consultai les auteur anciens et modernes sur cet objet.

§. IV. *Sentiment des auteurs anciens et modernes, relativement aux loupes stéatomateuses.*

En effet, les premiers, tels que Galien, Marc-Aurèle-Severin, Fabrice d'Aqua-Pendente, Morgagni, Benevenius, Valsalva,

Elzholz , Blasius , Litre , Haller , Ambroise ,
Paré , ont eu des idées analogues sur ce sujet.
Le dernier, surtout, présente des pensées
précises dans son immortel ouvrage, livre 7,
chapitres 19 et 20, pages 275 et 277.

Les seconds, plus habiles anatomistes que
les premiers, signalent des faits semblables,
mais différent de sentiment sur le parti qu'il
convient de prendre et sur l'issue de l'opération , tels sont :

M. Hevin, secrétaire de l'académie de chirurgie, dans son *Traité de Pathologie chirurgicale,* tome premier, pages 270, 271, 272 , .
273, 274, 277, 278 et 279.

Chopart, *Prix de l'Académie royale de chirurgie,* dixième volume, pages 224, 227,
228, 251, 252, 271, 278 et 279.

Chambon, *Prix de l'Académie royale de
chirurgie,* dixième volume, pages 224, 227,
228, 251, 252, 271, 278 et 279.

Sue, le jeune, de l'accadémie de chirurgie, *Dictionnaire de chirurgie,* tome trois,
page 433.

M. Louis, secrétaire perpétuel de l'accadémie de chirurgie , *Dictionnaire de chirurgie,* tome deux, page 23.

Taranget. D. M., Professeur à Douai, *Jour-*

nal de médecine , octobre 1787, pages 55, 56, 57 et 63.

Le professeur Lassus, dans son *Traité de Pathologie externe*, tome premier, pages 381 et 384.

Le professeur Boyer, dans son *Traité de Pathologie externe*, tome deux, page 350, et dans ses cours de *Clinique externe*, que j'ai suivis pendant quelques années.

M. Richerand, dans sa *Nausographie chirurgicale*, tome quatre, pages 221, 226, 233 et 234.

Enfin, J. B. Monfalcon, *Dictionnaire des Sciences médicales*, vingt-neuvième volume, pages 117 et 119.

Ces recherches, cet examen, cette étude méditative et comparative des anciens et des modernes, me convainquirent que j'avais vu la vérité, et que je devais me garantir d'une pusilanimité vulgaire ou irréfléchie, lorsque leurs sentimens , leurs préceptes et leurs exemples devaient me servir de règle, de conduite dans cette circonstance rare, extraordinaire et difficile; par conséquent, je dus déférer aux opinions et aux actions chirurgicales d'Ambroise Paré , Benevenius, Hevin , Andouillet , Chopart, Chambon ,

Sue, Louis, Boyer, Richerand et Monfalcon, me dérober aux conseils de Taranget,
Hecquet et du professeur Lassus, et fermer
les oreilles aux pronostics terribles et incon-
séquens qui furent énoncés en ma présence.

La majorité des praticiens célèbres me
commandait d'opérer ; j'avais le sentiment de
mes propres forces : je dus me déterminer à
agir. Ainsi, les dessins de cette monstruosité
pathologique achevés, l'appareil préparé, le
jour fixé, la malade pénétrée d'une résolution héroïque, j'invitai tous mes confrères et
plusieurs amateurs des sciences naturelles,
à se rendre chez moi, le 20 juillet 1819, à
dix heures du matin.

Lorsque nous fûmes réunis, je lus la description anatomique du sujet, et fis part des
raisons physiologiques et pathologiques qui
ordonnaient d'opérer. Ensuite, je montrai les
dessins, le sujet même, et immédiatement
après l'opération fut exécutée.

### §. V. *Procédé opératoire.*

La malade s'offrit d'elle-même à l'instru-
ment, promettant une fermeté qui ne s'est
point démentie. Elle demeura debout ( seule

position avantageuse pour exécuter l'opération facilement et promptement). Maintenue
par un homme robuste et intelligent, la tumeur fut élevée et horizontalement suspendue
au moyen d'une petite corde que je passai
dans une poulie que j'avais fixée au plafond,
et dont les chefs inférieurs furent attachés à
l'anse de la demi-nappe qui entourait la tumeur. Par ce moyen, l'aide eut la facilité de
la mouvoir selon les circonstances de l'opération, sans être obligé d'en supporter le poids;
ce qui d'ailleurs eut été essentiellement nui-
sible à la célérité et à l'exactitude du procédé
opératoire, et peut-être impossible.

Dès lors, j'enlevai cette masse en prati-
quant deux lambeaux demi-circulaires à son
pédicule, l'un antérieur, l'autre postérieur,
ce qui fut facile, prompt, laissa une plaie
énorme, qui donna peu de sang et que je
convertis sur-le-champ en plaie longitu-
dinale, en rapprochant les deux lambeaux
que je maintins en contact par neuf aiguilles
droites, avec lesquelles je pratiquai la suture
entortillée (1). La pointe de chacune des ai-

---

(1) Seul et unique moyen préférable aux bandelettes aglutinatives qui auraient été déplacées ou déco-

guilles fut enveloppée d'un morceau de linge,
et séparée ou éloignée de la partie correspon-

lées par la mobilité continuelle et involontaire des
parois abdominales; par les mouvemens qui auraient
eu lieu pendant le sommeil, et ceux qui étaient néces-
saires, indispensables, pour l'expulsion des matières
fécales et les divers déplacemens du corps entier pour
les pansemens et le changement de lit; enfin, par une
chaleur humide de cette partie. D'ailleurs, sur cette
région, il eut été impossible, sans gêner considérablement la respiration, d'appliquer un bandage roulé
pour seconder l'action des bandelettes, qui eut compris
et comprimé les masses loupeuses du côté droit, qui se
seraient échauffées. Je suis persuadé que si je n'avais
fait usage que des aglutinatifs, pour maintenir les
lambeaux rapprochés l'un de l'autre, et appliqués
sur les parties qui avaient été mises à découvert, ces
mêmes lambeaux se seraient éloignés, auraient laissé
à nud une plaie de vingt-trois pouces de circonférence,
exposée à l'action funeste de l'air; il y aurait eu une
supuration abondante, ce qui aurait pu épuiser la malade et même la faire succomber. D'ailleurs, une mé-
tastase, ou pour mieux dire, l'irritation locale ne
pouvait-elle pas changer de place ou d'organe? Je suis
convaincu que la suture entortillée fut un excitant né-
cessaire pour irriter et enflammer les lambeaux dans
lesquelles les propriétés vitales étaient si faibles, que
le tissu cellulaire sous-cutané était lâche, mou, bla-

dante de la peau ; par de petites compresses étroites et épaises : le tout fut couvert de plumasseaux enduits d'onguent stirax et maintenus par un bandage de corps à bandelettes séparées et suffisamment serrées.

Tel est le procédé opératoire que j'exécutai devant cinq confrères, aidé de l'assistance éclairée et obligeante de MM. Parti et Mallet, qui, en partageant mon opinion et en applaudissant à ma détermination, soutinrent mon courage dans cette entreprise, qui fut blâmée par les uns et dédaignée par les autres.

### §. VI. *Autopsie de la tumeur*.

Le lendemain, 21 juillet 1819, à trois heures de l'après-midi, l'autopsie de cette masse eut lieu. Elle pesait quarante-six livres ; mais pour plus d'exactitude, nous déduisîmes une livre, par rapport au poids de la demi-nappe dont j'ai parlé au paragraphe précédent.

---

fard et parfaitement semblable à celui des hydropiques. Ainsi, par toutes ces raisons ; je demeure persuadé de n'avoir commis, dans cette circonstance, aucune infraction aux règles de la saine chirurgie.

Cette tumeur avait rendu, par l'exudation, une quantité considérable de sérosités qu'on voyait encore suinter. Coupée longitudinalement et dans toute son épaisseur, elle présentait les faits suivans :

Les tégumens étaient très-amincis; il y avait infiltration générale : point de poche unique, comme je l'avais présumé. Les cellules du tissu cellulaire très-dilatées, remplies de sérosité diaphane, insipide, entremêlée de petits flocons graisseux, jaunâtres; et du sommet à la base de cette tumeur, on voyait le tronc d'une artère, d'une veine qui se divisaient, se subdivisaient en branches, rameaux, ramuscules, ramifications et se répandaient çà et là sur toute la surface et dans l'épaisseur de cette masse. Elle avait acquis une mollesse qui allait croissant au fur et à mesure qu'elle se degorgeait des fluides séreux qui occupaient la totalité de ses cellules adipeuses.

## §. VII. *Traitement.*

Couchée sur le dos, le tronc et les membres inférieurs fléchis dans le sens de leur flexion naturelle, la malade observa le repos le plus absolu; mise à une diète délayante, elle eut peu de fièvre, et le quatrième jour il se développa un appétit bien prononcé, qu'elle ne satisfit qu'avec modération.

L'inflammation, la suppuration, l'enlèvement des aiguilles, l'affaissement des bords de la plaie, ainsi que la cicatrisation, eurent lieu à leurs époques ordinaires. Cette dernière cependant arriva plus lentement que de coutume, par rapport à l'état de faiblesse et de laxité dans lequel était le tissu cellulaire sous-cutané de cette partie.

Les pansemens, le régime et les soins domestiques furent subordonnés aux circonstances de l'âge, du tempérament, de l'opération, de la température, de la plaie, de l'appétit de la malade, et avec le concours de tous ces moyens, j'obtins une guérison complète, qui eut lieu le 26 septembre 1819 ( c'est-à-dire deux mois et six jours après l'opération.)

Le dix-neuvième jour la malade se leva; le vingt-unième elle éprouva une douleur et un gonflement le long de la partie interne de la cuisse et le mollet du membre inférieur gauche, qui se dissipèrent par l'influence d'une position horizontale, l'action d'un bandage roulé, que j'appliquai depuis les orteils jusqu'au genou, et des frictions sèches répétées tous les jours.

Le trentième, elle marcha avec facilité, promena, vaqua à ses affaires, prit un embonpoint sensible, eut ses règles bien établies à l'époque ordinaire, et jouit enfin d'une parfaite santé.

Elle a grandi de trois pouces trois lignes, et dans la progression qui est très-facile aujourd'hui, elle se penche légèrement à gauche pour contrebalancer le poids des loupes qui sont au côté droit. Celles-ci, au nombre de sept, d'un volume plus ou moins considérable, décrites dans le premier paragraphe, ne seront excisées qu'au fur et à mesure de leur accroissement, et dans le cas seulement où il y aura réunion des circonstances du temps et du lieu de nécessité absolue, parce qu'en général on doit s'abstenir, dans les circonstances graves et difficiles, de cumuler opération sur opération ; qu'il est important de prêter toujours une oreille attentive et réfléchie aux conseils de ses contemporains instruits, et surtout aux sages préceptes de

Celse, qui sont de s'arrêter aux bornes du possible et du vraisemblable, afin de ne pas passer, dans les maux mêmes les plus désespérés, pour avoir fait périr celui qu'on a eu l'intention de sauver. « *Ne quem salvare volueris.* » En agissant ainsi, on ne méritera pas le titre gratuit de médecin imprudent ét téméraire, qui sacrifie à la renommée tous les principes d'humanité.

Le 26 septembre 1819, j'assemblai de nouveau mes confrères, et plusieurs amateurs des sciences naturelles, à qui je montrai cette jeune fille parfaitement guérie ; lesquels vérifièrent tous à la fois les dessins faits par M. Petit, professeur, les gravures, par M. Maloeuvre, et la sculpture par M. Yves Guillomot, dont ils reconnurent l'exactitude, ainsi qu'ils le justifient par leur certificat du même jour, constatant également et l'exécution de l'opération ét la guérison de cette jeune fille, dont l'état fût et est bien digne de fixer l'attention des médecins, et de mériter la bienveillance de ses concitoyens.

Voilà, Messieurs, ce que j'ai fait en faveur d'*Emilie Sève*, recueillie chez moi le 20 juil-

let 1819, jusqu'au 26 septembre même an-
née inclusivement (1).

## § VIII. *Conséquences pratiques.*

De l'ensemble des faits précédemment
énoncés, il résulte :

1º Que les quatre médecins qui m'ont précédé avaient mal saisi le caractère de cette maladie, inconsidérément appliqué les moyens
de l'art, et frémi d'exécuter l'éradication ou
amputation de la loupe nº 8 (2), seul moyen
efficace conseillé par tous les praticiens célèbres.

2º Que ce cas de médecine opératoire est,
jusqu'à présent, le plus extraordinaire qui
ait existé dans les annales chirurgicales, dans
son espèce, sous les rapports du nombre, de
la position, du volume, du poids des masses,

---

(1) Je fais ici des remercîmens publics à M. Daros,
préfet du département du Finistère; à M. Hardit, sous-préfet, et à M. Beaumont, maire de Morlaix,
pour avoir fait, en 1820, tout ce qui a dépendu
d'eux pour attirer et fixer sur moi l'attention de son
excellence le Ministre de l'Intérieur, à qui ils deman-
dèrent une récompense de la munificence royale.

(2) *Parcere personis, dicere de viciis.*

de leur caractère pathologique, du succès d'une première opération (1), et des développemens ultérieurs des autres masses.

3º Que toutes les fois que l'on a acquis la certitude que l'individu est exempt de tout vice, que la maladie n'est que locale, quel que soit le nombre, l'étendue de la base, le poids des loupes stéatomateuses, qui reconnaissent pour cause les coups et chûtes réitérés, et pour moyen curatif l'éradication; d'après le conseil des anciens et des modernes, et le fait qui m'est propre, on peut et on doit opérer, lorsque surtout il y a, comme dans ce cas, temps et lieu de nécessité.

4º Que l'opération a été pratiquée pour remplir, à l'égard d'*Émilie Sève*, les intentions d'une médecine éclairée, qui doit subordonner toujours ses actes au pouvoir respectif de l'art et de la nature, à l'utile, à l'urgence commandée impérieusement par le temps et le lieu de nécessité indispensable.

---

(1) Benevinius, J.-L. Petit, Dessault, Astley-Cooper, A. Dubois, Dupuytren, ont opéré des loupes du poids de soixante, quarante-huit, trente-sept, seize livres, et d'un poids inférieur.

*Observations additionnelles et comparatives sur l'état des loupes, en 1819, et celui dans lequel elles étaient jusqu'au 6 mars 1822 inclusivement.*

Ici, Messieurs, finirait mon observation chirurgicale, si l'état dans lequel fut *Émilie Sève*, en 1819 (après avoir été opérée et guérie de la tumeur n° 8), n'avait éprouvé depuis des changemens considérables, dignes d'être consignés de nouveau, et représentés par des dessins exacts, faits d'après nature, et sur lesquels j'ai fait distinguer les loupes par des noms numériques correspondans à ceux des autres figures, qui servent à l'intelligence de la première observation. (*Voyez* les figures 1 et 2, deuxième planche.)

En effet, cette infortunée, que j'observai le 6 mars 1822, qui, le 26 septembre 1819, avait une taille de quatre pieds huit pouces six lignes, n'a maintenant que quatre pieds cinq pouces cinq lignes, ce qui fait une déduction de trois pouces une ligne.

Le poids de la totalité du corps, qui était de cent vingt-deux livres, le 26 septembre 1819, est aujourd'hui de cent quarante livres ; donc il y a une augmentation de vingt-deux livres.

Les loupes, nos 1 et 2, première et deuxième fig., deuxième planche, qui, en 1819 avaient huit pouces deux lignes de longueur, trois pouces de largeur, un pouce d'épaisseur, ont actuellement dix pouces de longueur, quatre de largeur, un pouce et demi d'épaisseur ; elles commencent au-dessus de la clavicule droite, enveloppent le bord antérieur et supérieur du muscle trapèze, du même côté, et s'étendent jusqu'aux bords antérieurs ou externes de l'omoplate gauche ; les tégumens sont inégaux, granulés comme la chair de poule, et d'un brun noirâtre ; une légère rainure continue de séparer cette masse en deux portions, au point correspondant de la colonne vertébrale.

La troisième est anéantie, et continue avec la base de la quatrième, dont le poids est si considérable que le creux de l'aisselle est effacé, ainsi que la mamelle droite, dont on ne distingue que le mamelon.

La quatrième, qui en 1819 était longue d'un pied trois pouces, large de six pouces, présente maintenant un pédicule qui a un pied six pouces de circonférence, lequel, s'étend depuis le bord postérieur du bras droit, le creux de l'aisselle, passe au-dessous de l'angle inférieur de l'omoplate, du même côté; est mince et aplati en dehors, épais en dedans, et a un pied de largeur.

De cet endroit, cette tumeur se dirige obliquement en bas, en dehors et en devant; elle a un rapport de continuité avec la loupe n° 5, et couvre la hanche droite, la petite tumeur n° 7, se contourne légèrement de devant en arrière, augmente de volume jusqu'à sa partie la plus déclive. Cette masse présente deux pieds dix pouces de longueur, deux pieds quatre pouces de tour à sa base, qui est au niveau de la partie la plus élevée du mollet : le poids approximatif de cette tumeur peut être de trente-cinq à quarante livres. La progression est considérablement gênée par le ballottement ou le balancement de cette masse.

La cinquième, en 1819, était longue de six pouces, large de cinq, implantée à la partie postérieure et inférieure du côté droit de la poitrine, au-dessous de la précédente, avec laquelle elle est presque continue; elle offre maintenant un pédicule qui a sept pouces de tour, sept pouces et demi de longueur.

et une base dont la circonférence est d'un pied quatre pouces et demi.

La sixième, dont les dimensions étaient d'un pied huit pouces de tour au pédicule, du poids approximatif de cinq à six livres, présente aujourd'ui deux pieds trois pouces au pédicule, qui est entouré, comme je l'ai déjà dit dans ma première description, de globules ou végétations cutanées, qui ont aussi considérablement augmenté. Cette masse a un pied trois pouces de longueur, deux pieds et demi de circonférence à sa base, laquelle est parvenue à la partie supérieure du creux du jarret; son poids approximatif est au moins de quinze livres.

La septième enfin, a doublé de volume, et est cachée par le no 4.

Toutes les fonctions de la vie intérieure et extérieure s'exercent très-bien, la menstruasion n'est pas troublée, la station et la progression seulement sont pénibles et difficiles; il y a une légère claudication de droite à gauche; les caractères pathologiques de ces tumeurs sont les mêmes, et il est facile de se rendre raison du développement lent et progressif des masses loupeuses qui lui sont restées, par l'absence de celle qui naguère attirait à elle seule la presque totalité des fluides séreux qui gorgeaient ses cellules adispeuses.

Cette jeune fille, d'ailleurs vaque aux occupations de sa profession de lingère, et je me déterminerai à exécuter l'ablation de la masse no 4, lorsqu'il y aura réunion des circonstances du temps et du lieu de nécessité absolue, comme je l'ai déjà dit à la page 19.

Tel est, Messieurs, le fruit de mes recherches, de mes études, de mes réflexions et de mon action chirurgicale. Je m'en applaudirai s'il mérite de fixer l'attention de l'école de Brest et de celle de Paris, où je puisai mon instruction et où siégent des savants, juges intègres et d'autant plus respectables qu'ils consacrent leurs soins à la cause de l'humanité.

Je me suis appuyé sur des observations intéressantes et sur des principes certains, qui pourront être d'autant mieux reçus que je les rends à la source où j'ai eu l'avantage de les puiser. Je promets de faire tous mes efforts pour me maintenir sur la trace des routes si solidement et si glorieusement parcourues par les maîtres de l'art, à la tête desquels brillent encore, jeunes de gloire et d'immortalité

Ambroise-Paré, J.-L. Petit, le célèbre Dessault.

Le génie du premier et la valeur de son immortel ouvrage sont peints d'une manière simple, juste, véridique et honnorable par le sonnet de P. Deronsart.

« Tout cela que peut faire en quarante ans d'espace
« Le labeur, l'artifice et le docte savoir ;
« Tout cela que la main, l'usage et le devoir,
« La raison et l'esprit commandent que l'on fasse :
« Tu le peux voir lecteur, comprins en peu de place,
« En ce livre qu'on doit pour divin recevoir ;
« Car c'est imiter Dieu que guarir et pouvoir
« Soulager les malheurs de notre humaine race.
« Si jadis Apollon, pour aider aux mortels,
« Reçut en divers lieux et temples et autels :
« Notre France devrait ( si la maligne envie
« Ne lui sillait les yeux ) célébrer ton bonheur,
« Poëte et voysin j'aurai ma part en ton honneur,
« D'autant que ton Laval est près de ma patrie.

Le second a justement mérité que sa mémoire soit vénérée tant qu'on sera sensible aux progrès de la chirurgie, et qu'on s'appliquera à cultiver une science qu'il éleva si haut à travers mille obstacles. A ce prodige étonnant, la vérité, la justice et la reconnaissance nous font un devoir de joindre ici les noms justement célèbres de La Péyronie, Verdier et Antoine Petit.

La perte prématurée du troisième a été sentie par toute l'Europe savante, dont les grets ont été sincèrement et éloquemment exprimés par les vers que l'amitié se plût à graver sur sa tombe, et qui furent placés au-dessous de son buste.

« Portes du temple de mémoire
« Ouvrez-vous, il l'a mérité ;
« Il vécut assez pour sa gloire
« Et trop peu pour l'humanité. »

Tels furent ces trois génies créateurs de la chirurgie française auxquels le monde civilisé dût et doit ses plus habiles médecins. Puisse l'hommage que je rends ici à la mémoire de ces grands hommes, être agréable à leurs diciples célèbres, à l'école desquels j'eus le bonheur et l'honneur d'être formé.

Voilà, Messieurs, ce que je désirais vous communiquer dans cette séance où vous m'avez fait l'honneur d'être admis. Heureux si vous avez eu la bonté de m'écouter avec indulgence; plus heureux encore si le fait que je vous présente a mérité votre attention et vous ait donné une preuve que j'ai profité des leçons que j'eus l'avantage de recevoir à cette école.

Il ne me reste à souhaiter maintenant, Messieurs, que l'honneur de votre approbation et les conseils que vous daignerez me donner sur la conduite ultérieure que je dois suivre relativement à cette créature infortunée ; que j'assisterai de nouveau, ou que je recommanderai à mes confrères en leur transmettant vos avis, si les circonstances ne me permettaient pas de rentrer bientôt au lieu de ma résidence. Vous pourez compter Messieurs, sur ma soumission, mon zèle, mon attachement à l'art que je professe, et sur une reconnaissance sans bornes.

# CERTIFICAT.

Nous soussignés, docteurs en médecine, en chirurgie et amateurs des sciences naturelles, certifions qu'ayant été invités par le docteur Dagorn, de nous rendre chez lui le 20 juillet 1819, à dix heures du matin, et y étant arrivés à l'heure indiquée, il nous lut l'histoire d'un cas rare de médecine opératoire, dans lequel se trouvait Émilie Sève, née à Morlaix, département du Finistère, âgée de dix-huit ans et demi, ayant quatre pieds quatre pouces dix lignes de hauteur, pesant cent soixante-sept livres, laquelle portait sur la presque totalité du tronc, huit loupes stéatomateuses, dont la plus volumineuse, implantée au-dessus de la hanche gauche, avait, dans cet endroit, vingt-trois pouces de circonférence, deux pieds de longueur, et trois pieds un pouce de tour à sa base, qui descendait au niveau du milieu du mollet. Cette masse pesait quarante-cinq livres.

Le docteur Dagorn , après nous avoir fait connaître les raisons importantes qui le déterminaient à opérer , avoir recueilli notre avis sur ce cas grave , nous avoir montré les dessins exécutés par M. Petit, gravés par M. Malœuvre, de Paris , et sculptés par M. Yves Guillomot de Morlaix , représentant cette monstruosité pathologique, avec une exactitude scrupuleuse, le docteur Dagorn opéra, en notre présence, la loupe n° 8, et procéda le lendemain 21 à l'autopsie de la masse enlevée.

Nous affirmons en outre que ce médecin s'abstint exprès de cautériser les cinq ou six petites plaies qu'il s'était faite la veille aux doigts et aux mains, lorsqu'il pratiqua l'opération de la suture entortillée, dans l'intention d'acquérir, nous dit-il , une certitude de l'état sain ou vicié des humeurs de cette jeune fille. En effet, ce médecin a été exempt de toute infection, et le 26 septembre 1819, nous ayant convoqué de nouveau, M. Dagorn nous montra cette jeune personne parfaitement guérie, engraissée, marchant droit et ayant cru de trois pouces trois lignes , et pesant actuellement cent vingt-deux livres. Remise à sa famille , elle jouit de la plus parfaite santé et à repris ses travaux journaliers.

Il nous reste maintenant à remercier M. Dagorn, pour le cas rare qu'il nous a montré et à le féliciter du succès qu'il a toujours obtenu des grandes opérations chirurgicales qu'il a exécutées en cette ville, en notre présence. En foi de quoi, nous lui avons délivré, avec le plus grand plaisir, le présent certificat, à valoir et servir partout et ainsi qu'il appartiendra.

– Morlaix, le 26 septembre 1819. *Signé* : Party ; J.-B. Lattil ; Hennequin, docteur-médecin, Mallet, Lelièvre, de Guernisac, chevalier de Saint-Louis ; Petit, Pommier, docteur-médecin ; Belfond.

Morlaix, le 10 avril 1820. Le maire, *signé* Beaumont.

Vu pour légalisation de la signature de M. Beaumont, maire de Morlaix, apposée ci-dessus. Morlaix le 10 avril 1820. Le sous-préfet, *signé* Hardit.

Pour copie conforme à l'original dont je suis saisi.

A. DAGORN, *D.-M.*

# EXPLICATION DES PLANCHES.

*Première Planche, trois Figures.*

La première figure montre la face postérieure du tronc.

La deuxième, représente les trois quarts
postérieurs, vus de droite à gauche.

La troisième, la face antérieure du tronc,
où toutes les tumeurs sont désignées par des
noms numériques.

*Deuxième Planche.*

Les figures 1 et 2 montrent les changemens
énormes observés au mois de mars 1822.

FIN.

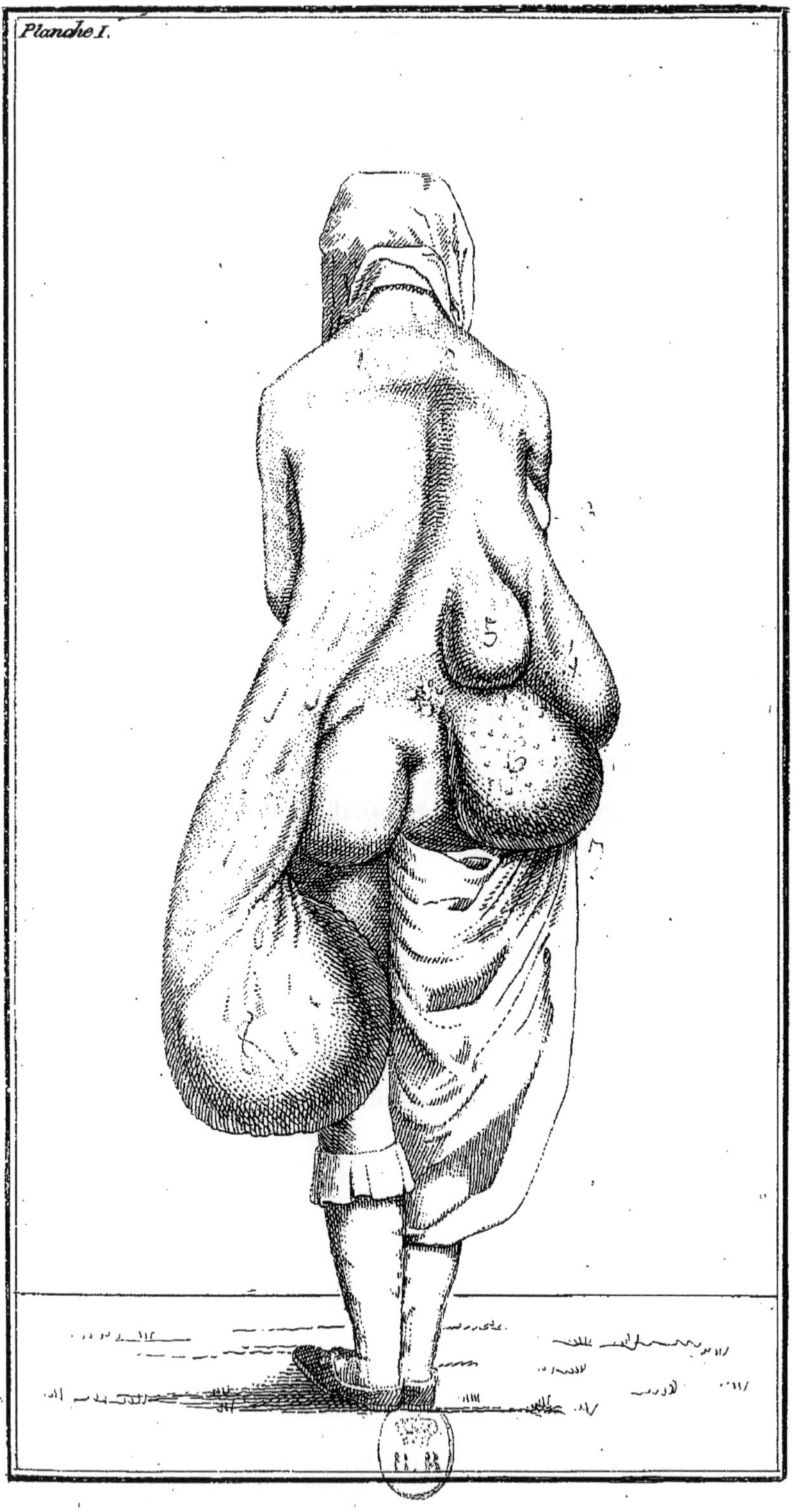
Planche I.

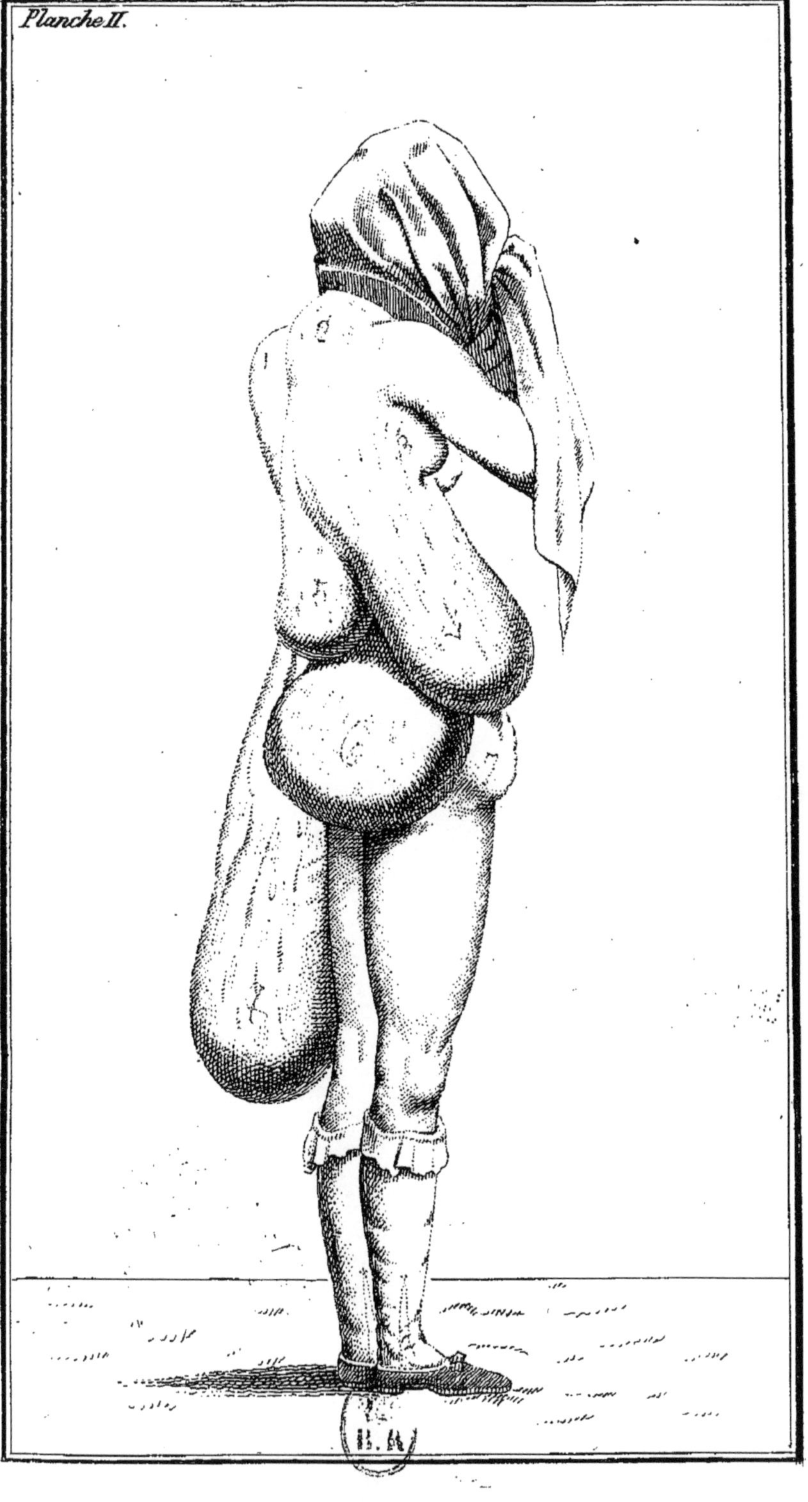

Planche II.

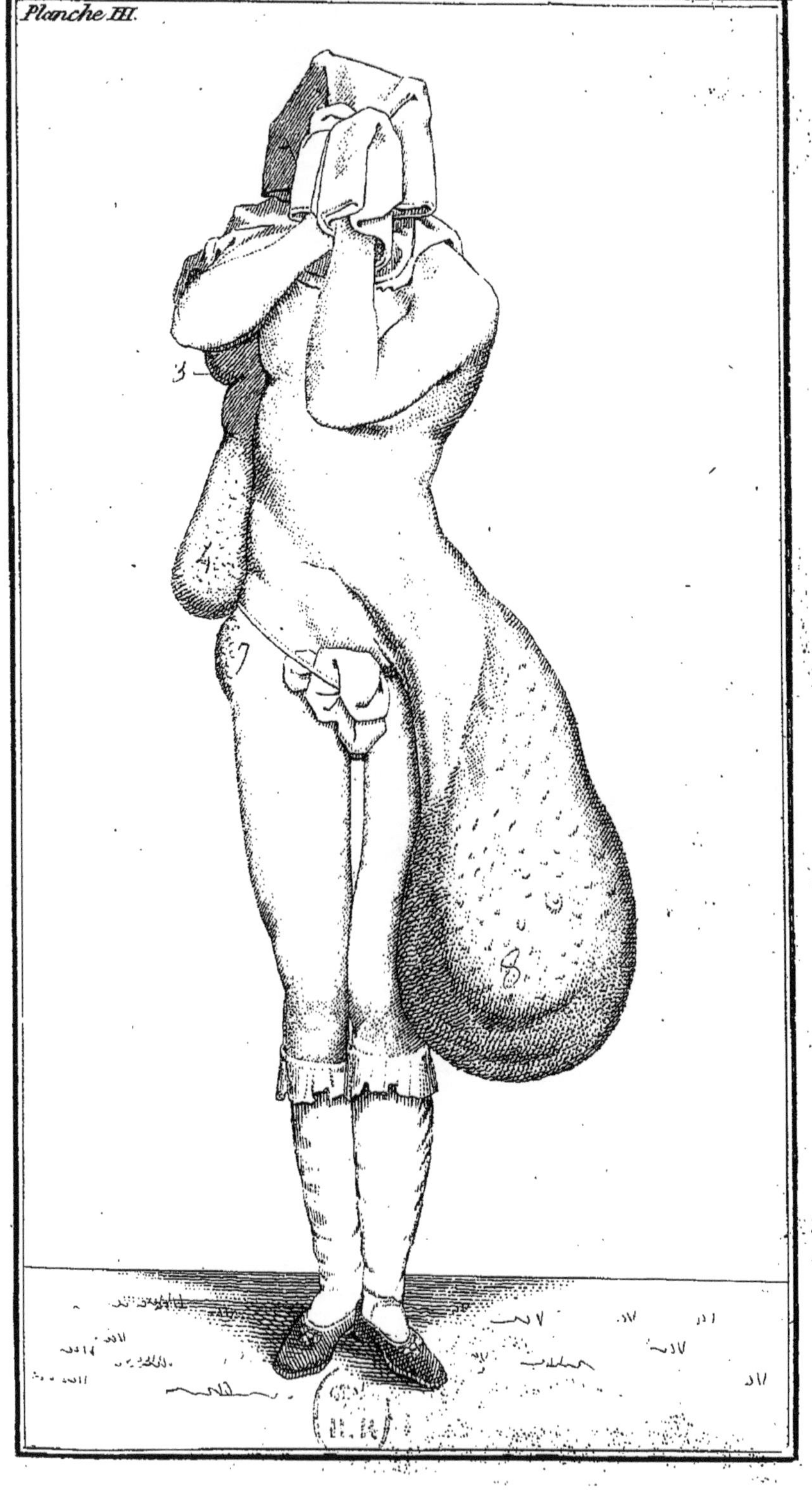

Planche III.

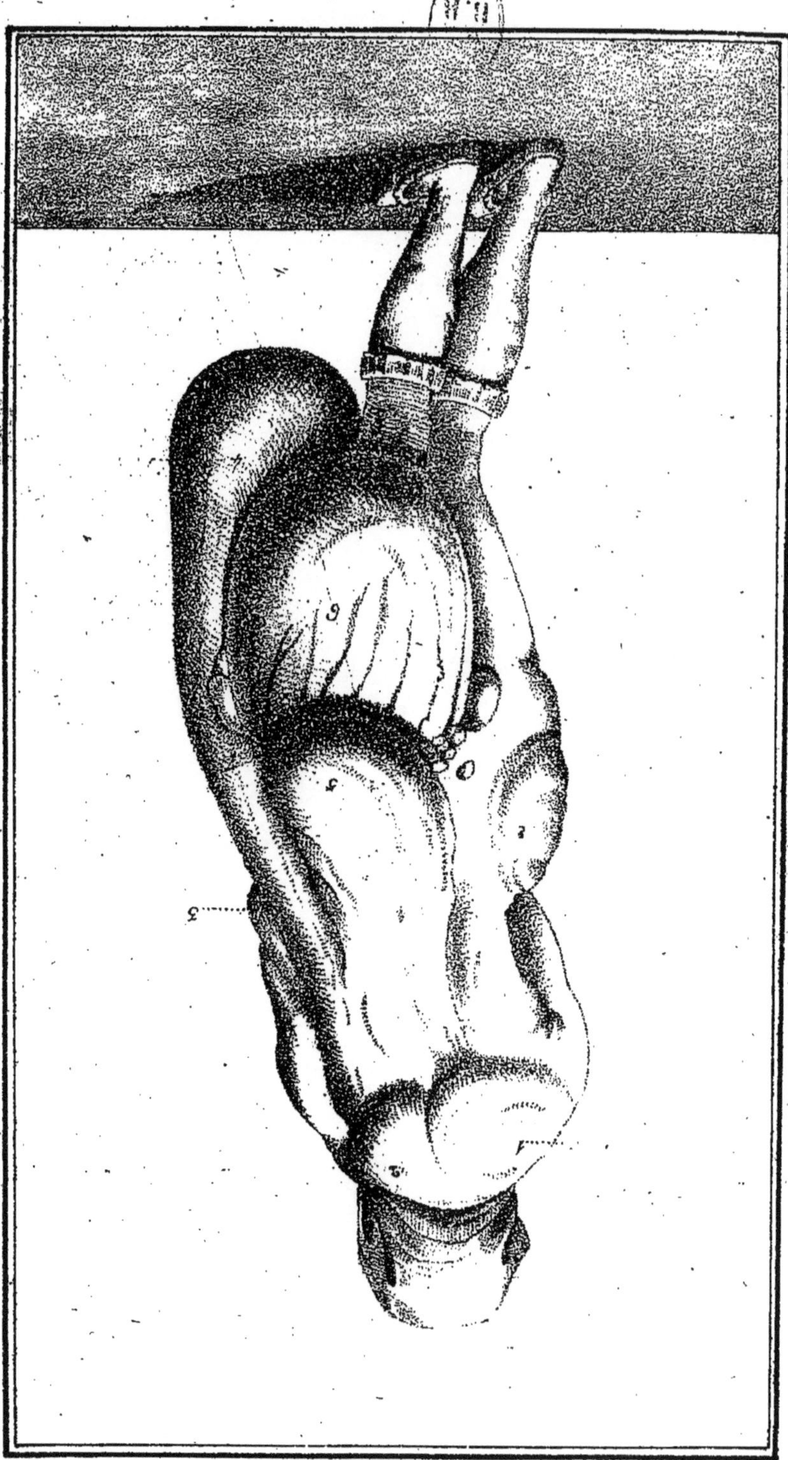

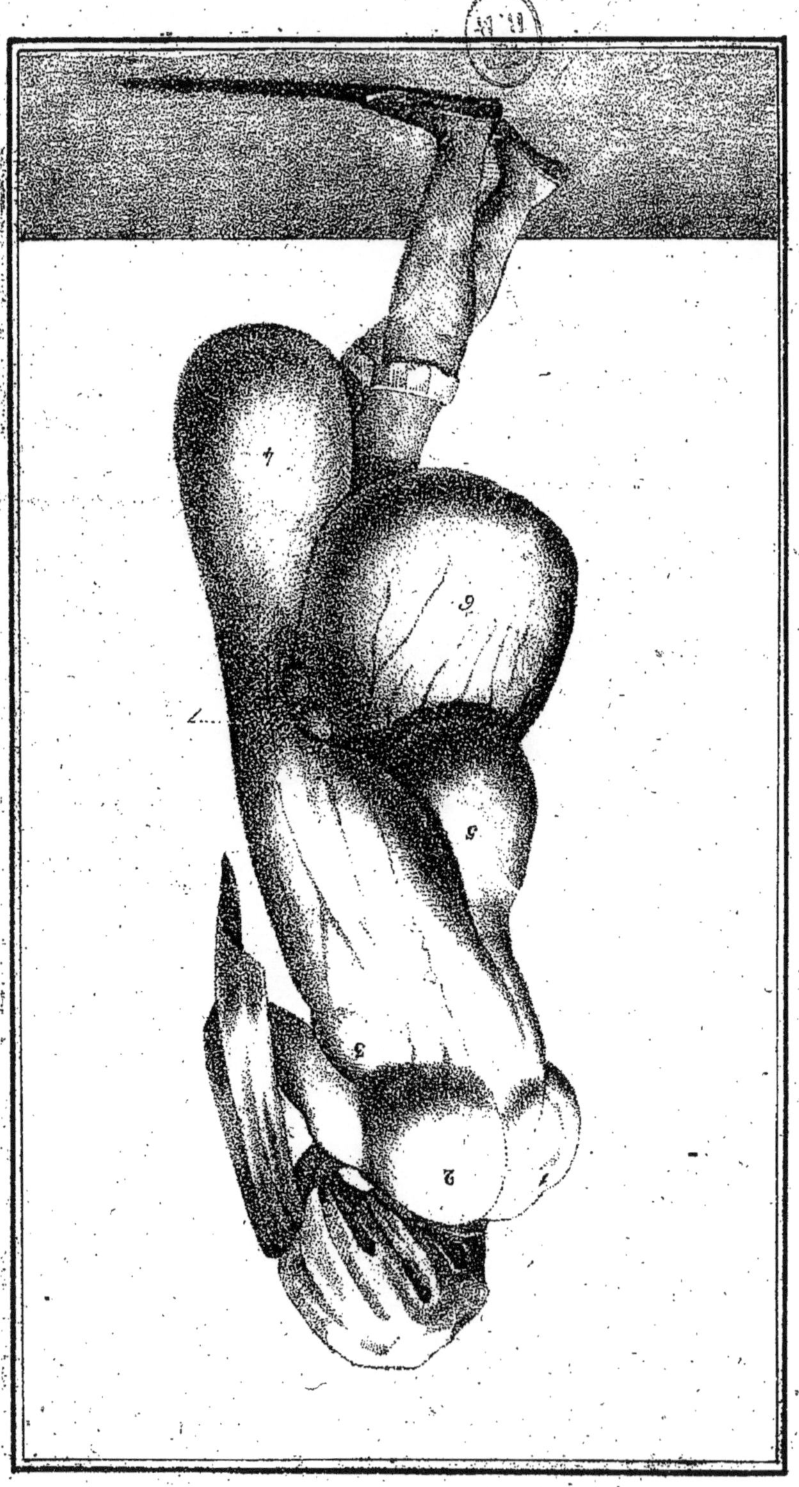

www.ingramcontent.com/pod-product-compliance
Ingram Content Group UK Ltd.
Pitfield, Milton Keynes, MK11 3LW, UK
UKHW020947120726
13693UKWH00004B/1587